LE TABAC

DEVANT

L'HYGIÈNE ET LA MORALE

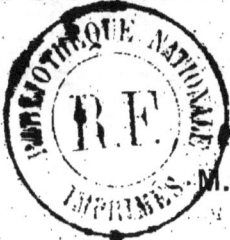

PAR

M. E. DECROIX

Fondateur du Comité de la viande de cheval
et de la Société contre l'abus du Tabac

Troisième édition.

PRIX : 50 CENTIMES

Au profit de la Société contre l'abus du Tabac

BUREAUX : RUE SAINT-BENOIT, 5, A PARIS

PARIS-AUTEUIL

IMPRIMERIE DES APPRENTIS CATHOLIQUES — ROUSSEL

40, rue La Fontaine, 40

1878

LE TABAC

DEVANT

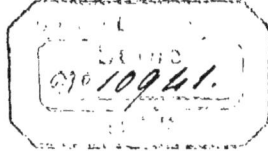

L'HYGIÈNE ET LA MORALE

PAR

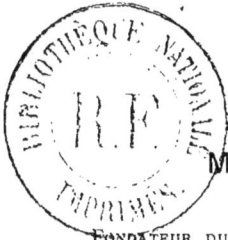

M. E. DECROIX

FONDATEUR DU COMITÉ DE LA VIANDE DE CHEVAL
ET DE LA SOCIÉTÉ CONTRE L'ABUS DU TABAC

Troisième édition.

PRIX : 50 CENTIMES

Au profit de la Société contre l'abus du Tabac

BUREAUX : RUE SAINT-BENOIT, 5, A PARIS

PARIS-AUTEUIL

IMPRIMERIE DES APPRENTIS CATHOLIQUES — ROUSSEL

40, rue La Fontaine, 40

1878

SOMMAIRE

I. Historique. — Progrès dans les sciences et dans les arts. — Machine à vapeur et *homme à vapeur*; ressemblance et différence. — Arrivée du Tabac en France. — Engouement et persécution. — Progrès de la consommation. — Page 3.

II. Préjudices matériels. — Manque d'aliments; production de poison. — Aliments que pourraient donner les terres à Tabac. — Soucis des fumeurs pour le Gouvernement. — L'État peut se passer des fumeurs. — Préjudices causés à la fortune publique par le Tabac. — Le salaire des ouvriers; le pain et le Tabac. — Moyen hygiénique de se procurer des rentes. — Page 8.

III. Le Tabac et l'Hygiène. — Effets immédiats et secondaires du Tabac. — Principes malfaisants mêlés à la fumée. — Leur absorption et leur accumulation dans les organes. — Tolérance très-variable selon les individus. — Air infecté par la fumée du Tabac. — Opinion du Ministre de la guerre. — Loi et règlements contre les envahissements des fumeurs. — Antipathie de la nicotine et de certains médicaments. — Page 14.

IV. Le Tabac et la Morale. — La dissimulation et l'indélicatesse en germe chez les jeunes fumeurs. — Incendies, crimes, suicides, attentats aux mœurs dans les départements fortement ou légèrement nicotisés. — Distractions nécessaires. — Filiation entre le Tabac, les alcooliques et l'immoralité. — Effets de la nicotine sur la mémoire et sur les études en général. — Les priseurs. — Conclusion. — Page 24.

V. Appendice. — Pétition tendant à la répression de l'usage du Tabac chez les jeunes gens. — Défense de fumer. — Décret interdisant l'usage de fumer et de priser, à tous les jeunes gens au-dessous de dix-huit ans, dans le canton d'Unterwalden (Suisse). — Page 31.

LE TABAC

DEVANT

L'HYGIÈNE ET LA MORALE

⸺◦◦◦◦◦◦⸺

I

HISTORIQUE.

Progrès dans les sciences et dans les arts. — Machine à vapeur et Homme à vapeur; ressemblance et différence. — Arrivée du Tabac en France. — Engouement et persécution. — Progrès de la consommation.

Depuis trois siècles, de tels progrès ont été réalisés dans les sciences et dans les arts, tant de changements et d'améliorations ont eu lieu dans nos mœurs et nos habitudes, que si l'un de nos ancêtres du XVIᵉ siècle revenait sur la terre, il en croirait à peine ses yeux, et que, dans son admiration, il s'écrierait, comme le prophète David : *Vous êtes des dieux* (Ps. LXXXI, v. 6.)

Parmi les découvertes qui attireraient le plus son attention, figureraient certainement ces machines qui, laissant échapper des bouffées de fumée et de vapeur, produisent une force prodigieuse, appliquée aux travaux les plus variés, et qui transportent les voyageurs, sur terre et sur mer, avec une étonnante rapidité. Mais ce qui lui paraîtrait non moins curieux, ce serait de voir également des hommes laissant échapper par la bouche et même par le nez, des bouffées de fumée comme de petites machines à vapeur : des *hommes à vapeur* !

Naturellement il supposerait que cette habitude, complétement inconnue de son temps en Europe, doit produire des effets merveilleux, et il s'empresserait de poser les questions suivantes :

« Cette invention a-t-elle pour but d'accroître la force musculaire, de rendre l'homme plus actif au travail, plus rapide à la course ?

— Pas précisément, répondrait le fumeur, en admettant qu'il soit sincère; le Tabac tend plutôt à produire la non-chalance, à diminuer l'activité; car pour bien fumer, il faut se reposer. »

Croyant toujours à quelque découverte merveilleuse, notre ancêtre demanderait alors si le Tabac a pour propriété de prévenir les maladies, de prolonger la vie, etc.

« Nullement : les médecins prétendent au contraire que le Tabac, bien souvent, produit des maladies et abrége l'existence.

— Mais alors ce doit donc être bien agréable de fumer, pour que l'attrait en soit plus fort que l'instinct de la conservation ?

— Monsieur, voilà mon cigare : veuillez le goûter... »

L'ancêtre, après avoir aspiré quelques bouffées : « Votre cigare est un affreux poison, qui me produit l'effet d'un vo-mitif, et même...

— Ah ! c'est parce que vous n'y êtes pas habitué.

— On vous force donc à prendre cette habitude ?

— Au contraire, généralement nos parents et nos maîtres nous conseillent de ne pas fumer, et souvent même ils nous le défendent. »

L'ancêtre, complétement désorienté :

« Combien vous paye-t-on pour fumer ? »

Le fumeur, souriant de cette naïveté :

« Sachez donc, Monsieur, que le Tabac se vend plus cher que le pain.

— Mais alors, pourquoi prendre une pareille habitude ?

— Ah! mon Dieu, Monsieur... c'est pour faire *comme les autres*.

— Comment! vous vous empoisonnez pour faire comme les autres ? Mais, en remontant des autres aux autres, comment cette habitude s'est-elle introduite en Europe ?

— Nous avons appris que les sauvages de l'Amérique fument; nous avons fait comme eux.

— Et c'est ainsi que vous êtes allés prendre une pareille habitude chez les *sauvages*?... Je suis confondu d'entendre de pareilles choses ; j'en crois à peine mes oreilles... Vous êtes donc insensés ! »

Laissant là le fumeur, l'ancêtre dirait, comme le prophète : *L'homme est descendu au niveau de la bête.* (Eccl., III, v. 19.)

N. B. — Avant d'aller plus loin, j'exprime le désir que l'on ne se trompe point sur mes intentions. Je ne cherche pas à blâmer la conduite des fumeurs, parmi lesquels j'ai des amis, qui sont restés bons maris, bons pères, bons citoyens, malgré le Tabac. Je veux seulement m'efforcer d'éclairer le plus de monde possible et surtout les jeunes gens, afin qu'ils ne prennent l'habitude de fumer que lorsqu'ils seront devenus hommes faits; ou même qu'ils ne la prennent jamais, ce qui leur serait encore beaucoup plus avantageux.

Mais revenons à l'historique du Tabac.

Importé d'Amérique en France par André Thevet, en 1556, puis du Portugal, par Jean Nicot, en 1560, le Tabac a été considéré, dès son apparition, comme un remède pour guérir une foule de maladies, et spécialement pour « distiller et consumer les humeurs superflues du cerveau, » expressions qui prouvent l'ignorance médicale de ces temps. Catherine de Médicis en fit donc usage, selon le conseil de Nicot, contre la migraine. Il n'en fallait pas davantage pour que l'*herbe à la reine* fût bientôt à la mode parmi les courtisans, les valets et le peuple, plus enclins à imiter les grands dans le mal que dans le bien.

Le Tabac fut d'abord consommé en poudre ; l'habitude de le mâcher et de le fumer en pipe, en cigare et en cigarette ne se répandit que plus tard et progressivement dans toute l'Europe.

Après l'engouement avec lequel on accueillait si facilement alors ce qui venait de loin, et surtout du Nouveau Monde, les gens sensés, éclairés, observateurs, et notamment Fagon, médecin de Louis XIV, ne tardèrent pas à constater que le Tabac avait beaucoup plus d'inconvénients que d'avantages, et qu'il produisait plus de maladies qu'il n'en guérissait. Il y eut une réaction.

Déjà Louis XIII, en 1653, avait défendu « la vente de cette *drogue* à tout autre qu'aux apothicaires, sous peine d'une amende de quatre-vingts livres parisis, » somme énorme pour l'époque. — Jacques Ier, roi d'Angleterre, fit pendre Rawlegh, qui avait introduit la pipe dans la Grande-Bretagne. Le Grand Turc Amurat IV décréta la peine de mort contre ceux qui feraient usage du Tabac sous quelque forme que ce fût. — Plusieurs papes fulminèrent aussi contre les priseurs et les fumeurs !... On s'appliqua plus à *châtier* le peuple qu'à l'*éclairer*.

Ces persécutions produisirent un résultat précisément opposé à celui que l'on attendait. Ceux qui avaient pris l'habitude de faire usage du Tabac, semblables aux fumeurs de nos jours, ne purent secouer le joug auquel ils s'étaient assujettis ; et finalement l'usage du Tabac fit des progrès par toute l'Europe, et les gouvernements, dans leur impuissance à vaincre le mal, inventèrent l'impôt si légitime sur le Tabac.

Malgré cette nouvelle entrave, la consommation du Tabac continua sa marche ascensionnelle, au point qu'en France, le produit de sa vente est estimé, dans le projet du budget pour 1876, à 229,570,000 francs, desquels il faut déduire, pour connaître les bénéfices, les frais d'achat, d'exploitation, de matériel, de personnel, etc.

Dans toute l'Europe, la consommation du Tabac est en progrès, comme en France, et ce progrès pourrait se prolonger pendant bien longtemps encore, car il n'y a, approximativement, que le quart de la population qui fume.

Mais, il ne faut pas désespérer du bon sens public au point de supposer que tout le monde fumera, et qu'aussitôt après avoir cessé de sucer le lait maternel, les générations futures suceront immédiatement un cigare. Les bienfaits de l'instruction réagiront certainement contre l'influence délétère du Tabac; déjà, depuis une quinzaine d'années, et surtout depuis la fondation de l'Association (1), les médecins apportent plus de soins à interroger les malades sur la part que l'habitude de fumer peut avoir dans telle ou telle maladie; beaucoup d'instituteurs cherchent à éclairer la jeunesse sur les inconvénients et les dangers de la nicotine, dangers qui seront signalés plus loin.

(1) Lorsque nous disons *Association,* il s'agit de l'Association française contre l'abus du Tabac, titre un peu trop long.

II

PRÉJUDICES MATÉRIELS.

Manque d'aliments ; production de poison. — Aliments que pourraient donner les terres à Tabac.— Soucis des fumeurs pour le Gouvernement. — L'État peut se passer des fumeurs. — Préjudices causés à la fortune publique par le Tabac. — Le salaire des ouvriers ; le pain et le Tabac. — Mo en hygiénique de se procurer des rentes.

On peut incontestablement se passer de fumer, tandis qu'il est indispensable de manger. — Presque tous les aliments des hommes et des animaux proviennent de la terre. Pour un grand nombre d'entre eux, la nourriture est insuffisante ; beaucoup souffrent de la faim. En présence de cette situation, hélas ! trop évidente, n'est-il pas déplorable de voir consacrer à la culture du Tabac tant de bonnes terres et de bons engrais, tant de soins et de travaux ? On manque d'aliments et on produit du poison !

Combien y a t-il d'hectares de terre cultivés en Tabac, et combien ces terres pourraient-elles rapporter en plantes alimentaires pour les hommes et les animaux ?

Pour la France, voici des éléments d'appréciation assez exacts :

17,000 hectares, en chiffres ronds, sont employés à produire du Tabac. Ils rapporteraient à peu près, s'ils étaient cultivés :

en blé { 350,000 hectolitres de grains pour les hommes, 500,000 quintaux de paille pour les animaux ;

en avoine { 600,000 hectolitres de grain, 550,000 quintaux de paille, le tout pour les animaux ;

en pommes de terre, 2,000,000 d'hectolitres pour les hommes et pour les animaux (1).

Ces chiffres ne concernent que la France, où la culture du Tabac est très-limitée par le Gouvernement; mais qui pourrait dire le préjudice causé dans le monde entier par cette culture? Cependant, toujours et partout, il y a des gens privés de pain ; et il y a aussi des animaux privés de fourrage, ce qui diminue nos ressources en viande, en travail, etc. Il n'y a point d'année où l'on n'ait à déplorer une famine sur quelque point du globe : tantôt c'est en Syrie, en Chine; d'autres fois, c'est dans les Indes, en Perse. Mais, sans aller si loin, pendant l'hiver de 1867-68, n'a t-on pas vu, en Algérie, des hommes affamés tuer et manger leurs semblables! des mères manger leurs propres enfants !!.. Et pendant ce temps, en face de ces navrantes misères, la terre, détournée de sa destination providentielle, produit du Tabac !

Certains esprits disent : « Le Tabac procure de l'argent, et avec de l'argent on a du pain ! » Mais alors, pourquoi ne pas cultiver beaucoup plus de Tabac, pour avoir beaucoup plus

(1) Ces chiffres sont peu élevés, si l'on tient compte qu'il s'agit des meilleures terres, très-bien cultivées. — On estime à 460,000 hectares l'étendue des terres cultivées en Tabac dans les cinq parties du monde.

d'argent? Est-ce que l'argent disparaît pendant les famines? L'argent peut tout au plus déplacer la gêne.

Chaque *bouffée de fumée* aspirée par un fumeur, doit être considérée comme une *bouchée de pain* ravie aux travailleurs et aux *pauvres*.

Toutes les plantes cultivées en grand fournissent une part plus ou moins forte d'aliments aux hommes ou aux animaux; ceux-ci nous payent leur nourriture par leur travail et en nous donnant du lait, de la chair, des engrais, dont l'agriculture a un si pressant besoin qu'elle va en chercher jusqu'aux extrémités de la terre (le guano). *Seule, la plante malfaisante* ne fournit que de la *fumée* et du *poison*.

Mais, dira-t-on, si on cessait de fumer, que deviendraient les nombreux ouvriers et ouvrières, agents et débitantes employés à l'exploitation du Tabac ?

A cette question, qui fait plus honneur au sentiment qu'au raisonnement, je réponds que pour cultiver n'importe quelle plante utile, en vendre et en transformer les produits en pain, en viande, en étoffe, en sucre (la betterave), il faut aussi des hommes et des femmes, des agents et des commerçants. La question se résume à abandonner un travail *délétère* pour se livrer à un travail salutaire.

Les fumeurs semblent se préoccuper moins de leurs semblables que du Gouvernement; ils vous disent très-sérieusement : « Voyez comme il pousse à la consommation ! Que deviendrait-il sans l'impôt sur le Tabac ?»

Et d'abord, qu'est-ce que le Gouvernement ?

Sous la République, c'est nous tous, plus ou moins directement; ensuite j'ai peine à comprendre que l'on dise sincèrement que le Gouvernement pousse à la consommation. A-t-il jamais eu la gracieuseté de vous offrir une simple cigarette ou une allumette ? Je sais, au contraire, qu'il n'accorde que très-difficilement, et après des formalités décourageantes, l'autorisation de cultiver le Tabac dans certains départements favorisés ; qu'il ne permet la vente du Tabac que dans certains bureaux ; qu'il vend le Tabac très-cher ; qu'il défend, avec peu de succès, il est vrai, de fumer dans les lycées ; qu'il affiche, dans une foule d'endroits, et notamment dans les bureaux du Ministère des finances : *Défense expresse de fumer.* Ce n'est pas comme certaines Compagnies, qui affichent : « On est *prié* de ne pas fumer. » Le Gouvernement met : *Défense.* Il a fait une loi qui porte, art. 7 : Il est défendu de fumer dans les wagons, excepté, par *tolérance,* dans certains compartiments réservés pour les fumeurs.

Qu'on ne vienne donc plus nous dire qu'il pousse à la consommation. Il tire parti de l'aveugle passion des fumeurs, voilà tout. Dans l'intérêt général, *et en particulier dans l'intérêt de la jeunesse,* on ne saurait trop l'encourager à entraver les progrès de l'usage du Tabac.

Si c'est vraiment par patriotisme que les fumeurs versent leur argent dans les comptoirs des marchandes de Tabac, voici un bon moyen, c'est qu'ils versent directement leur argent dans les caisses de l'État ; le Trésor et leur santé y gagneront beaucoup.

Mais, comme je doute que mon conseil soit suivi par ces Messieurs, je tiens à les rassurer : l'État ayant besoin d'argent, frappe d'impôts une foule d'objets, sucre, poudre, timbres, liqueurs, fenêtres, Tabac, lettres, etc., etc. Depuis la guerre, les charges étant devenues plus considérables, il a augmenté d'anciens impôts et en a créé de nouveaux, jusqu'à ce qu'il ait obtenu la somme qui lui est nécessaire. Si les fumeurs venaient à cesser tout à coup de fumer, l'État ferait ce qu'il a fait après la guerre, et il continuerait à marcher comme par le passé. Cela lui serait d'autant plus facile que l'argent qui ne s'en irait pas en fumée existerait toujours et qu'il saurait le trouver au besoin. Ajoutons que le Gouvernement ne conserve pas l'argent dans ses caisses :

il le reçoit d'une main et le rend de l'autre ; il le prend au
public chaque année et le rend chaque année au public par
les mille canaux de ses dépenses, semblable au cœur de
l'homme, qui reçoit continuellement le sang venant du corps
par les veines et le renvoie au corps par les artères. Mais
soyons sans inquiétude pour le moment; le Tabac ne s'en
ira que lentement, comme il est venu, et non brusquement ;
de sorte que les perturbations fiscales ne sont nullement à
redouter.

Il y a un autre côté de la question que Messieurs les fumeurs ignorent ou négligent de signaler, afin de se poser en
puissants soutiens du Gouvernement : c'est le préjudice
causé par le Tabac à la fortune publique, et par conséquent à
l'État, qui ne peut lever les impôts qu'en proportion de la ri-
chesse du pays.

Dans une brochure publiée en 1872, intitulée *le Tabac et
la fortune publique,* j'ai exposé le résultat de mes recherches à ce point de vue, et je suis arrivé à cette conclusion
inattendue, que si l'on additionne les frais causés par les
maladies *nicotiques*, par les incendies, les explosions dues
à l'imprudence des fumeurs, par le travail et les terres exi-
gés pour la production du Tabac, par les contrebandiers et
les douaniers employés à faire ou à réprimer la fraude, etc.,
*le préjudice causé à la fortune publique s'élève annuelle-
ment à plus de trois cents millions de francs.*

Le préjudice matériel est donc de beaucoup supérieur aux
bénéfices, qui ne sont que d'environ deux cents millions de
francs.

Mais quittons les régions des millions et descendons dans
les régions beaucoup plus pratiques des petits appointements
de 3 à 5 francs par jour.

Les travailleurs qui gagnent leur pain à la sueur de leur
front, c'est-à-dire l'immense majorité des Français, se plai-
gnent de ce que les salaires ne sont pas assez élevés pour

leur permettre de se loger, de se vêtir et de se nourrir convenablement. Ces plaintes, bien souvent, ne sont que trop fondées. Mais n'est-il pas également bien réel que trop souvent aussi une partie de ces faibles appointements est dissipée en fumée, tandis que la femme et les enfants manquent de pain ?

D'après des appréciations qui ne sont nullement exagérées, on peut estimer que les fumeurs dépensent en moyenne, chaque année, au moins *cent francs* pour le Tabac, les allumettes, la pipe, le papier, la boîte à Tabac, les boissons prises pour rafraîchir la bouche souvent échauffée par la fumée, le temps perdu en fumant et en buvant (1).

Or, cette somme placée à intérêts composés, de vingt à cinquante ans par exemple, produirait un capital de 10,000 fr. environ, et une rente de 500 francs. En versant la somme dans les caisses des Compagnies d'assurance sur la vie, on obtiendrait probablement 12 à 1,500 francs de rente, c'est-à-dire une somme à peu près égale à celle de la retraite d'un officier de l'armée. Ajoutons que l'ouvrier qui suivrait cette voie d'épargne s'éviterait bien des infirmités, bien des ennuis.

Examinons maintenant la question au point de vue de l'hygiène et de la morale, devant lesquelles tout ce que nous avons dit jusqu'ici n'a qu'un intérêt relativement très-secondaire.

(1) Il faut, en effet, tenir compte de ce proverbe anglais : *Time is money* ; «Le temps, c'est de l'argent.»

IV

LE TABAC ET L'HYGIÈNE.

Effets immédiats et secondaires du Tabac. — Principes malfaisants mêlés à la fumée.— Leur absorption et leur accumulation dans les organes. — Tolérance très-variable selon les individus. — Air infecté par la fumée. — Opinion du Ministre de la guerre. — Loi et règlements contre les envahissements des fumeurs. — Antipathie de la nicotine et de certains médicaments.

Les effets de la fumée de Tabac varient selon une foule de circonstances. Les *apprentis fumeurs* éprouvent des malaises; les *fumeurs invétérés*, de dangereuses jouissances. Ayant appartenu à la première catégorie, je pourrais m'étendre en parlant des effets primitifs du Tabac ; mais je crois inutile de faire ici une relation détaillée des maux de tête, des sueurs froides, des faiblesses, des étourdissements, des vomissements, etc., qu'éprouvent ceux qui, pour faire *comme les autres*, fument leur première pipe ou leur premier cigare ; il suffit de dire qu'il faut toute l'ignorance des inconvénients ultérieurs du Tabac et tout l'orgueil qui peut faire croire qu'on aura l'air d'être un homme, en fumant, pour se soumettre à une épreuve beaucoup plus pénible que les punitions infligées dans les lycées et les corrections données dans la maison paternelle.

Avec la persévérance, on vient à bout de tout, même de s'habituer à fumer. Alors on pourrait croire que le Tabac est devenu inoffensif; mais c'est là une erreur, dont bien des fumeurs sont victimes. Voici comment M. le Dr Jules Guérin résume son opinion sur l'action du Tabac :

« Le Tabac, *même à petite dose*, fumé ou prisé, réalise toujours un empoisement lent, variable pour chaque individu... Les formes de cet empoisonnement sont très-diverses, depuis les plus petits troubles des fonctions du cœur, des poumons et de l'estomac, jusqu'aux maladies les plus graves de ces organes; depuis le plus petit degré de paralysie locale ou générale, jusqu'à la paralysie complète, jusqu'à l'aliénation mentale la mieux caractérisée... » (Je préciserai plus loin d'autres affections frappant divers organes.)

Il est surabondamment démontré, non-seulement pour les savants, mais pour les plus ignorants, que le Tabac renferme un poison violent (1), qui se volatilise sans se laisser détruire par le feu; qui est porté dans la bouche, où il est absorbé facilement et promptement. Il y a fort peu de poisons qui soient ainsi absorbés dans la bouche; presque tous n'exercent leur action qu'après avoir séjourné plus ou moins longtemps dans l'estomac et les intestins, dont la surface est incomparablement plus grande que celle de la bouche.

Ce poison est appelé *nicotine*, du nom de Nicot, comme *guillotine* vient de Guillotin (2). Outre la nicotine, la fumée contient, en moins grande quantité il est vrai, d'autres prin-

(1) Une goutte de ce poison déposée sur la langue d'un chien détermine la mort. Le Tabac est employé en médecine vétérinaire pour tuer les parasites des animaux.
(2) Cette comparaison tient à ce que l'une et l'autre tuent.

cipes malfaisants : de l'ammoniaque, de la créosote, de l'huile empyreumatique, etc.

Dès qu'elle est absorbée, la nicotine se mêle au sang des veines, qui la conduisent au cœur, d'où elle est portée avec le sang des artères dans tous les organes. Une partie est chassée peu à peu à l'extérieur, comme substance révoltant les forces vitales (c'est pourquoi les fumeurs, qui ne semblent pas s'en douter, ont une haleine repoussante); mais une autre partie pénètre les tissus, les imprègne, en devient pour ainsi dire un élément constituant, comme le serait de la boue qui se trouverait mêlée subrepticement au plâtre, dans la construction d'une maison, dont elle compromettrait ainsi la solidité.

La nicotine communique aux tissus son odeur et son goût caractéristique, assez fortement pour que les anthropophages rejettent la chair des fumeurs qu'ils ont tués; absolument comme, en France, les inspecteurs de la boucherie rejettent de la consommation la chair des bœufs auxquels on a administré certains médicaments, l'essence de térébenthine entre autres.

La salive, comme chacun sait, est nécessaire à la digestion. Néanmoins, sans égards pour eux-mêmes ni pour les autres, les fumeurs en rejettent généralement des quantités fort peu agréables pour les voisins et surtout pour les voisines. C'est là une des causes d'affaiblissement, de troubles digestifs qu'il est bon de signaler. Il en résulte que beaucoup de fumeurs sont maigres et ont un teint jaune caractéristique.

Certains fumeurs disent: « Moi, je ne m'épuise pas, car je ne crache pas... » Eh bien, si vous ne crachez pas, vous conservez votre salive imprégnée des principes délétères du Tabac, qui ont ainsi tout le temps d'être absorbés; et je ne sais lequel des deux est le plus nuisible.

L'habitude est une seconde nature, dit-on. Au point de vue du Tabac, cela signifie que si l'apprenti fumeur persévère dans sa voie d'imitation, les forces vitales, qui avaient d'abord réagi contre le poison, s'épuisent peu à peu, et qu'il arrive un moment où ce poison entre sans résistance dans l'organisme, comme l'ennemi finit par entrer librement dans une forteresse, après avoir épuisé les moyens de résistance des défenseurs. Cette manière d'agir n'est pas spéciale à la nicotine : elle se produit également chez les Chinois, qui fument l'*opium ;* chez les Orientaux, qui fument le *haschisch*, et chez les individus qui font usage pendant longtemps de poisons ou même de médicaments analogues.

Lorsque est arrivée cette période d'insensibilité appelée en médecine *tolérance*, la nicotine, accumulée lentement dans l'organisme, le mine sourdement. Au bout d'un temps extrêmement variable, selon le tempérament et les conditions particulières de chacun, il arrive ordinairement que des troubles fonctionnels, plus ou moins graves, viennent rappeler aux fumeurs que si la nature a perdu de sa puissance, le poison a conservé toute la sienne. Les infirmités et les maladies que peut déterminer le Tabac sont si nombreuses, si variées, que l'on aurait peine à le croire, si elles n'étaient journellement observées par les plus éminents médecins. L'explication d'une cause unique produisant des effets si divers est pourtant assez facile à comprendre. Tous les organes étant attaqués à la fois par le poison qui les pénètre chaque jour, celui qui offre le moins de résistance est le premier et le plus fortement ébranlé dans ses fonctions.

« Si les fumeurs encore bien portants, dit M. Rion, visitaient dans les hôpitaux les fumeurs que l'abus du Tabac a atteints de maladies souvent *incurables,* ils ne seraient pas du tout rassurés. »

Les médecins oculistes savent que le Tabac leur procure bien des clients. Le Dr Desmarres a fait, depuis une quinzaine d'années, un relevé des maladies des yeux causées par le Tabac bien propre à faire réfléchir ceux qui tiennent à con-

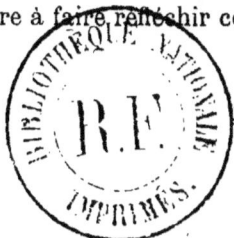

server la vue. — Un de mes amis, M. S., avait perdu l'ouïe, quoique fumant modérément; il l'a recouvrée en cessant presque complétement de fumer. — Un officier de la Garde de Paris a été guéri d'une extinction de voix rebelle en renonçant au Tabac. — M. Rétaut, intendant militaire, n'a pu se débarrasser d'une gastrite chronique qu'en renonçant au Tabac. — Le Dr Calmeil, de la maison des fous de Charenton, a constaté que la paralysie et la folie sont souvent dues au Tabac.

Un jeune fumeur, en bonne santé apparente, s'étant présenté pour jouir des avantages de l'Assurance sur la vie, le Dr Lyon, chargé de le visiter comme médecin de la Compagnie, lui dit, après l'avoir examiné: « Savez-vous que vous avez une altération dans les fonctions du cœur? — C'est vrai, répondit le fumeur, j'ai quelques troubles de ce côté. — Oui, reprit le docteur, quelques troubles qui m'empêchent de vous admettre: ce serait voler la Compagnie. » (1) Les médecins des Compagnies d'assurance sur la vie ne font peut-être pas tous assez attention à l'influence pernicieuse du Tabac.

M. le Dr A. Bertherand, dans sa brochure *de l'Habitude de fumer,* dit que, « d'après son observation et son expérience, un effet *incontestable* de l'usage de la pipe et du cigare est de produire un état saburral permanent des premières voies digestives... Presque tout les fumeurs, ajoute-t-il, sont *dyspeptiques* » (digèrent difficilement). — Le Dr Decaisne a constaté que, sur 38 jeunes gens de 15 ans et au-dessous fumant plus ou moins, 22 digéraient mal, et avaient des irrégularités dans les battements du cœur; leur intelligence était affaiblie; ils avaient de l'inclination pour les boissons fortes; 10 avaient le sommeil agité; 4 présentaient de légères ulcérations dans la bouche.

(1) Extrait d'une Conférence faite à Didsburg, aux étudiants en théologie, par M. Thomas Reynolds.

Les sens du goût et de l'odorat sont toujours plus ou moins affaiblis, pervertis, chez les fumeurs et les priseurs. Enfin, sans m'étendre sur les cancers, l'épilepsie, les tremblements musculaires, etc., je termine cette incomplète énumération par la désolante conclusion à laquelle est arrivé le vénérable Dr Jolly, membre de l'Académie de médecine :

« Les effets du Tabac, au double point de vue hygiénique et social, sont tels que je voudrais pouvoir me les dissimuler à moi-même et que j'ose à peine les faire connaître, tant ils sont affligeants... »

Je le répète, tous les fumeurs ne sont pas atteints de ces maladies ; mais j'ajoute que ceux qui en sont atteints ne pensaient pas, en commençant à fumer, qu'ils seraient un jour victimes du Tabac. Tous savent comment ils commencent ; aucun d'eux ne peut prévoir comment il finira ; l'usage du Tabac doit toujours être considéré comme une épée de Damoclès, sous laquelle ils se placent de propos délibéré, ou plutôt sans aucun propos, et par pure insanité.

Si l'on ne peut prévoir la force de résistance plus ou moins grande de chaque individu à l'influence des poisons renfermés dans le Tabac, on sait pertinemment que leur action se fait d'autant plus sentir que l'âge est moins avancé ; la science et l'expérience sont parfaitement d'accord à ce sujet : la jeunesse et surtout l'enfance résistent moins que l'âge adulte. C'est pourquoi les doses des médicaments prescrits par les médecins sont d'autant moins fortes que les individus sont plus jeunes.

Mais ce que l'on sait moins, et ce à quoi on ne réfléchit pas assez, c'est à l'influence du Tabac sur la croissance corporelle et intellectuelle. Le Dr Ant. Blatin, neveu du premier président de l'Association contre l'abus du Tabac, a pris une famille de jeunes chiens ; il a mêlé aux aliments de la moitié d'entre eux un peu de Tabac, à dose ne déterminant pas plus d'effets immédiats que la cigarette sur un jeune homme. Il a remarqué que ces chiens perdaient peu à peu de leur énergie, qu'ils digéraient mal, qu'ils avaient les muqueuses pâles, qu'ils étaient languissant, tandis que leurs frères étaient très-bien portants et se développaient plus rapidement. Il n'est pas possible, du reste, que les aliments auxquels se trouve mêlé chaque jour du poison puissent profiter aussi bien que ceux qui n'ont point subi cette adultération. Donc, les jeunes gens doivent être bien persuadés qu'en fumant avant l'âge adulte, ils portent plus ou moins atteinte à leur croissance, selon qu'ils se nicotisent plus ou moins fortement.

Les fumeurs ne sont point seuls victimes du Tabac ; les personnes qui ne fument pas en subissent également l'influence. La fumée rejetée de la bouche n'est pas complétement dépouillée de sa nicotine, de son ammoniaque et autres dangereux produits ; elle en conserve une quantité suffisante pour que l'air qui en est chargé puisse incommoder ceux qui le respirent.

Le Ministre de la guerre, M. le général de Cissey, dans une circulaire aux troupes, s'exprime ainsi dans l'intérêt de l'hygiène des militaires :

« ... Il devra être interdit aux soldats de fumer dans » l'intérieur des corps de garde pendant la nuit. *Rien n'est* » *plus pernicieux que de respirer, durant le sommeil, un air* » *infecté par la fumée du Tabac...* »

Les fumeurs eux-mêmes déclarent qu'ils ne sont pas à leur aise lorsqu'ils se trouvent dans une tabagie ; ils sont obligés de faire *comme les autres* pour ressentir moins les effets nicotiques, tout en les aggravant.

Le *Bulletin de l'Association* a fait connaître qu'une dame, étant entrée, à Meaux, dans un compartiment de wagon où l'on avait fumé, est arrivée à Paris dans un état inquiétant. — Un enfant couché dans une petite chambre où fumaient son père et son oncle, est mort empoisonné. — Voici

un fait plus récent, relaté dans plusieurs journaux :
Au mois de juillet 1877, un jeune homme âgé de 17 ans,
nommé Jean Desloges, vint à Paris pour voir son oncle,
charretier chez M. Millet, rue des Francs-Bourgeois. Pour
fêter l'arrivée de Desloges, l'oncle invita deux de ses cama-
rades à passer la soirée dans sa petite chambre. Le neveu,
étant fatigué, se coucha de bonne heure, dans cette chambre.
Les trois autres convives continuèrent à boire et à fumer.
Vers minuit, on s'aperçut que le jeune homme ne respirait
plus. Le docteur Texier, appelé en toute hâte, diagnostiqua
une sorte de léthargie causée par la fumée du tabac. Par
des soins intelligents, Desloges fut rappelé à la vie pendant
quelques instants; mais il ne reprit pas connaissance et
mourut en quelques heures. Ainsi, on peut être empoisonné
par la fumée des autres sans fumer soi-même.

Non-seulement le poumon, mais encore la peau, absorbe
la nicotine de la fumée qui imprègne peu à peu les vêtements
exposés à ces *fumigations infectantes*.

On sait que des contrebandiers sont morts empoisonnés
pour avoir porté sur la peau des feuilles de Tabac, qu'ils en-
traient frauduleusement en France.

Le Dr Le Bon, qui a fait des expériences sur l'absorption
des principes malfaisants du Tabac chez ceux qui fument et
chez ceux qui, sans fumer, respirent la fumée dans un endroit renfermé, conclut ainsi :

« Sans doute, ces derniers absorbent moins de principes
que les fumeurs eux-mêmes,... mais cependant, ils en absorbent encore une proportion notable. » Il ajoute que respirer
la fumée dans un endroit fermé (wagon, fumoir, cabaret)
est plus dangereux que de fumer soi-même en plein air, de
manière à ne pas respirer sa propre fumée.

Bien avant les expériences démonstratives dont il s'agit,
le Gouvernement était édifié sur les inconvénients de la fumée respirée par les personnes qui ne fument pas; aussi,

pour les protéger autant que possible contre les envahissements tyranniques et pestilentiels des fumeurs, a-t-il pris les dispositions législatives suivantes :

« Il est défendu de fumer dans les wagons ou sur les wagons et dans les gares; toutefois, à la demande de la Compagnie et moyennant certaines mesures spéciales de précaution, des dérogations à cette disposition pourront être autorisées. » (1)

Il y a eu, effectivement, une dérogation consistant à placer dans chaque train des compartiments spéciaux pour les fumeurs. C'est là tout à la fois, comme il est écrit dans le Code des chemins de fer, « une condescendance pour l'usage... et une arme défensive contre les gens mal élevés. »

La loi étant souvent violée par ces gens *mal élevés*, c'est-à-dire par les individus qui fument ailleurs que dans les compartiments réservés, même sans demander à leurs voisins si la fumée les incommode, il y a fréquemment des contestations dans les chemins de fer, et l'on peut affirmer qu'il n'y a pas de train dans lequel des hommes, des femmes ou des enfants n'aient à souffrir de la passion de ces égoïstes. Aussi, le 4 juillet 1860, le 2 août 1864, etc., des circulaires ministérielles ont rappelé aux Compagnies les dispositions législatives ci-dessus, et les ont engagées à les faire respecter.

En 1877, la Société contre l'abus du Tabac a adressé à M. le Ministre des travaux publics une pétition tendant à opposer une digue aux envahissements des fumeurs.

Des règlements de police défendent également de fumer dans l'intérieur des omnibus et à l'avant des bateaux-omnibus. Il en est de même pour les tramways. Mais les voyageurs de l'intérieur sont ordinairement incommodés par la fumée de ceux qui sont sur la plate-forme. Il y a lieu d'espé-

(1) Ordonnance royale, 15 novembre 1846, art. 63.

rerque défense sera faite de fumer ailleurs que sur l'impériale. Remarquons, en passant, que les agents de ces moyens de transport sont beaucoup plus vigilants à faire respecter leur consigne, que les agents des Compagnies de chemins de fer.

Tout le monde a le droit, et je dirai même le devoir, de faire respecter la loi, surtout quand elle intéresse la santé et le bien-être des voyageurs, qui payent comme les fumeurs.

Un des effets malfaisants du Tabac, encore peu connu et que les médecins négligent peut-être un peu trop, c'est la propriété qu'a la nicotine de neutraliser l'action curative de certains médicaments. On sait qu'il y a des substances *sympathiques*, c'est-à-dire agissant dans le même sens, et d'autres *antipathiques*, qui se combattent et s'affaiblissent réciproquement. Eh bien ! la nicotine et ses complices, parmi lesquels je signale l'ammoniaque, annulent la puissance de certains médicaments réputés héroïques. »

Le Dr A. Bertherand a constaté que les fumeurs affectés de la maladie causée par l'*inconduite*, « devenaient moins sensibles à l'action dynamique des médicaments réputés héroïques. »

Le Dr H. Blatin a observé le fait suivant :

Un tailleur renommé, de Paris, avait une affection de la gorge causée par le Tabac. M. Blatin prescrivit un sel de potassium, et il recommanda de ne pas fumer. Une amélioration notable s'était manifestée au bout de quelque temps ; M. X. crut qu'il pouvait se remettre à fumer, tout en continuant la médication ; mais bientôt il survint des accidents tellement graves que le malade crut à un empoisonnement. Le Docteur fut immédiatement appelé et reconnut la cause de ces accidents... M. X. cessa de nouveau de fumer, et le médicament put être parfaitement supporté aux doses primitives, jusqu'à guérison complète.

VI

LE TABAC ET LA MORALE

La dissimulation et l'indélicatesse en germe chez les jeunes fumeurs. — Incendies, crimes, suicides, attentats aux mœurs dans les départements fortement ou légèrement nicotisés. — Distractions nécessaires. — Filiation entre le Tabac, les alcooliques et l'immoralité. — Effets de la nicotine sur la mémoire et les études en général. – Les priseurs. — Conclusion.

Les considérations qui précèdent se rapportent principalement au côté matériel de l'homme; mais ce qui est le plus noble, le plus essentiel en lui, ce n'est pas le volume ou la force (sans cela, le cheval et le bœuf lui seraient de beaucoup supérieurs), c'est au contraire son côté intellectuel et moral. Examinons donc à ce point de vue l'influence que peut exercer le Tabac sur chacun de nous en particulier et sur la société en général.

Lorsque j'ai voulu commencer à fumer, si j'avais demandé à mes parents de l'argent pour acheter Tabac, pipe, blague et tout l'attirail de *fumage*, je crois que j'aurais été fort mal reçu. Aussi je ne me suis pas exposé à un refus, et probablement j'ai pris cet argent, puis j'ai fumé clandestinement. Ayant été un jour trouvé malade dans un coin, je ne sais quelle raison j'ai donnée pour expliquer mon indisposition ; mais certainement ce n'était pas la bonne ni la vraie.

Mon histoire étant celle de la plupart des fumeurs imberbes, j'en conclus que le Tabac porte à l'indélicatesse, à la dissimulation et au mensonge. Une fois entré dans cette voie, on peut aller loin. Et d'abord, du bureau de Tabac au cabaret, il n'y a qu'un pas ; plus tard, du cabaret à d'autres lieux d'immoralité, la distance n'est pas non plus bien grande. Quant à l'argent nécessaire pour satisfaire toutes ces passions naissantes, on a appris à s'en procurer lors de l'entrée dans le bureau de Tabac ; il en faut un peu plus pour aller *ailleurs*, voilà tout ; les moyens de s'en procurer restent les mêmes.

Dans un travail très-remarquable, intitulé : *Tristes effets du Tabac sur la moralité publique*, M. Genreau, conseiller honoraire à la Cour, a exposé un relevé statistique embrassant une période de quarante ans, au point de vue de la criminalité. Il a comparé les neuf départements où l'on fume le moins aux neuf départements où l'on fume le plus, en tenant compte de la population, et il a constaté :

1o Que les *suicides* (qui doivent progresser, à mon avis, comme les doctrines matérialistes), augmentent plus rapidement dans les départements les plus *nicotisés* que dans les autres, dans la proportion de 4 à 3 ;

2o Que dans les départements où l'on fume le plus, le nombre des accusés est d'un tiers plus élevé que dans ceux où l'on fume le moins ;

3o Que les attentats aux mœurs (je ne puis entrer dans les détails) ont progressé, dans une période de quarante ans, dans la proportion de 1 à 8 pour les départements où l'on fume le plus et de 1 à 5 dans les autres.

4o Que la folie — et en cela, il est d'accord avec les statistiques publiées par M. le Dr Jolly et tous ceux qui ont approfondi la question — que la folie, dis-je, a été en moyenne, dans les départements les plus *fumeurs*, de 1 habitant sur 4,039, et de 1 habitant sur 11,073 dans les moins fumeurs, c'est-à-dire qu'il y a environ trois fois plus de cas de folie dans les départements où l'on fume le plus.

A ces chiffres affligeants, j'ajouterai que, pour mon compte, je me suis livré à des recherches comparatives (qui n'avaient jamais été faites) au point de vue des incendies : j'ai comparé les 5 départements où l'on fume le moins aux 5 où l'on fume le plus. J'ai trouvé que ces sinistres étaient en moyenne, pour une année, de 19 dans les premiers et de 222 dans les seconds. On sait, du reste, que les fumeurs sont une menace perpétuelle partout où il y a des matières inflammables ou explosibles. Ils doivent avoir sur la conscience plus de la moitié des incendies, soit volontairement, soit par imprudence, en jetant n'importe sur quoi leurs allumettes, leurs bouts de cigarettes, pendant ces moments de rêverie habituels aux fumeurs. — Tout industriel ou cultivateur qui emploie des ouvriers, doit donner la préférence aux non-fumeurs et les payer plus cher ; il y trouvera encore du bénéfice.

Est-ce à prétendre que le Tabac est *seul* cause de ces malheurs ? Non, les alcooliques y sont aussi pour beaucoup ; mais le Tabac est l'agent provocateur des boissons alcooliques et autres causes de débauche.

Mais, dit-on, il faut bien des distractions !

Oui, certainement ; le corps et l'esprit ne peuvent travailler sans intermittence ; il n'y a pas de peuple qui n'ait son jour hebdomadaire de repos ; les chrétiens ont le dimanche ; les juifs, le samedi ; les musulmans, le vendredi. Mais ne peut-on donc pas choisir une autre distraction que celle de s'empoisonner ? Ceux qui ne fument pas s'ennuient-ils donc plus que les autres? Nos mères et nos sœurs sont-elles donc si malheureuses de ne pas fumer?

Tous les fumeurs que j'ai vus renoncer au Tabac sont enchantés d'avoir pu se soustraire à cette fameuse distraction et d'avoir recouvré leur liberté; s'il n'était si difficile de rompre avec une habitude invétérée, les *trois quarts* des fumeurs, au moins, s'affranchiraient de la tyrannie du Tabac.

Que dirai-je du soldat fumeur, qui touche 5 à 10 centimes de prêt par jour? En dépensant tout ce revenu en Tabac, il ne fait qu'aiguillonner sa passion sans la satisfaire... Et en expédition, que de tourments, lorsque, même avec de l'argent, il ne peut se procurer du Tabac! J'ai vu des officiers mêmes fumer des feuilles d'arbres, du marc de café et autres choses plus repoussantes.

Comme distraction tout à la fois utile et agréable, n'y a-t-il pas toujours la lecture, l'écriture, nous qui sommes si ignorants d'une foule de choses? Dans les villes, n'y a-t-il pas les musées, les fêtes publiques; dans les campagnes, les progrès de l'agriculture; partout, la gymnastique, les jeux attrayants, les relations de famille?

Le fumeur a *beaucoup plus d'ennuis*, de *tourments* même que le non-fumeur: tantôt il est dans un endroit où il est défendu de fumer; tantôt il a oublié son tabac, ses allumettes; ou bien encore, il sera indisposé pour avoir fumé avec excès; d'autres fois c'est l'argent qui manque pour renouveler la provision; ou bien, c'est la pauvre mère de famille qui ne veut pas céder quelques pièces de monnaie, parce que les enfants n'ont pas de pain! Enfin le fumeur est exposé à mille tribulations inconnue aux non-fumeurs. Et lorsqu'il est si difficile à l'ouvrier de satisfaire les besoins indispensables d'alimentation, de vêtements, de logement, ne faut-il pas qu'il foule aux pieds le sens commun pour se créer follement un besoin contre nature, qui devient quelquefois plus impérieux que celui de manger!

L'enchaînement qui existe entre le Tabac, les alcooliques. et l'inconduite porte une atteinte grave aux liens de famille. Dès qu'un jeune homme est lancé dans cette voie, il a hâte de prendre ses repas et de s'enfuir ; heureux quand le père, fumeur comme le fils, n'abandonne pas également la maison ! A cette occasion, rappelons les paroles prononcées par M. le Dr Jolly :

« Que pourrais-je vous dire, Mesdames, que vous n'ayez à déplorer vous-mêmes, de ce relâchement de tous les liens de la famille, de cet abaissement moral où tombe chaque jour la société française, depuis qu'elle s'asservit à la tyrannie du Tabac ! » L'honorable docteur accuse le Tabac d'être une des principales causes de la décroissance de la population. On sait, en outre, que les enfants des individus saturés de nicotine ou victimes de certaines maladies, se ressentent souvent de cet état anormal de leur père. J'en connais des exemples frappants.

Le niveau général d'instruction, en France, laisse beaucoup à désirer. Le Tabac, beaucoup plus que les alcooliques, est une des causes de cet abaissement, par son influence sur la mémoire. Voici ce que dit le Dr Le Bon, qui a fait des expériences sur lui-même :

«... A doses fréquemment répétées, les digestions deviennent difficiles, *l'intelligence s'alourdit*, la vue se trouble, *la conception est moins rapide, et la mémoire, celle des mots notamment, diminue considérablement...* »

Par contre, je dois dire qu'il se trouve quelques fumeurs invétérés chez qui le Tabac réveille *momentanément* l'esprit ordinairement engourdi, comme un verre d'absinthe excite l'appétit de ceux qui n'en ont presque plus pour avoir abusé de cette boisson ; mais ce sont là des excitations éphémères, bientôt suivies de réactions de plus en plus compromettantes.

Le docteur Vernois, ancien inspecteur des lycées, s'est

élevé plusieurs fois contre le relâchement des règlements qui défendent aux élèves de fumer, et de temps en temps le Ministre de l'instruction publique rappelle à l'exécution de ces règlements. Mais que dire de certains professeurs qui donnent l'exemple? Que penser de ces parents qui, les jours de sortie, vont chercher et reconduire leurs enfants fumant avec eux, de compagnie? Je ne veux pas les qualifier!...

On a remarqué que dans les écoles de l'État, à l'École polytechnique, à l'École vétérinaire d'Alfort, entre autres, les grands fumeurs étaient toujours dans les derniers, et que parmi les premiers, on ne voyait que des élèves ne fumant pas, ou fumant très-peu. Comment en serait-il autrement, lorsqu'il s'agit d'étudier des sciences où il y a beaucoup de termes et de règles à se graver dans la mémoire et à bien comprendre? Pour l'étude des langues étrangères, où il faut retenir tant de mots, le fumeur, toutes choses égales d'ailleurs, apprendra moins facilement que le non-fumeur.

Afin de ne pas sortir des limites que je me suis imposées, — je n'aime ni les longs discours ni les grosses brochures, — je laisserai de côté, pour aujourd'hui, l'usage du Tabac en poudre. Du reste, cet usage repoussant n'existe plus guère que chez les portiers et chez quelques cuisinières; et encore y a-t-il de nombreuses conversions à la suite des lectures du *Bulletin de la Société.*

Je répéterai, en terminant, ce que j'ai dit en commençant, à savoir, que tout ce que je dis contre le Tabac n'a point pour but de blesser qui que ce soit; mais au contraire, d'être utile à tous.

CONCLUSION

Quoiqu'il y ait bien des questions que je n'ai pu qu'effleurer, et beaucoup d'autres que je n'ai pu aborder, je crois en avoir dit assez pour que toute personne qui se donne la peine de réfléchir, soit forcée de reconnaître que l'usage du Tabac, sous quelque forme que ce soit, a beaucoup plus d'inconvénients que d'avantages.

L'union fait la force : **Nous engageons toutes les personnes qui partagent notre manière de voir, à unir leurs efforts aux nôtres, soit en faisant partie de la Société (1), soit en lui faisant des dons, soit en répandant autour d'elles des brochures contre le Tabac.**

Nous comptons surtout sur le concours dévoué des instituteurs et de tous ceux qui sont chargés d'éclairer la jeunesse.

En ce qui me concerne, je suis tellement convaincu des atteintes déplorables portées à l'hygiène et à la morale par l'usage du Tabac, que j'ai pris la résolution de combattre ce fléau jusqu'à mon dernier jour et même après. — Dans cette question éminemment humanitaire, chacun peut se considérer comme ayant fait une aumône *annuelle* de 100 francs à chaque personne qu'il parvient à empêcher de fumer. Et n'oublions pas cette parole de l'Evangile : *Tout le bien que vous faites à l'un des plus petits de mes frères, c'est à moi-même que vous le faites.* (Math., xxv, v. 34-40.)

(1) Pour faire partie de la Société, il faut : adresser une demande au Président; être agréé par le Conseil; acquitter une cotisation annuelle de 6 francs, réduite à 2 francs pour les instituteurs, les institutrices et les ecclésiastiques de tous les cultes. — Chaque sociétaire reçoit : une lettre d'admission, une carte de sociétaire, un *Bulletin* périodique, et, *s'il le désire*, un diplôme, dont le prix est fixé à 4 francs, — 1 franc pour les instituteurs.

APPENDICE

Pétition adressée à l'Assemblée nationale

Paris, le 2 mars 1877.

MESSIEURS LES DÉPUTÉS,

Par les articles 4 et 7 de la loi du 23 janvier 1873 contre l'ivresse, vous avez voulu préserver les mineurs au-dessous de seize ans des dangers qui résultent de l'abus des boissons alcooliques.

Autorisés par votre initiative, les soussignés prennent la liberté d'appeler votre bienveillante attention sur un danger non moins grave, qui menace cette jeunesse : nous voulons parler de l'usage *prématuré* du tabac, qui se répand de plus en plus parmi les enfants.

La science constate que l'habitude du tabac porte de profondes atteintes à la santé et aux facultés de l'intelligence des enfants et des adolescents.

La dégénérescence physique et morale, qui, depuis plusieurs années, a été signalée chez la jeunesse française, doit être attribuée, pour une grande part, à l'usage prématuré du tabac, qui conduit bien souvent à celui des boissons enivrantes.

Ces considérations nous font demander et espérer que, par une mesure analogue à celle qui concerne l'abus des boissons alcooliques, vous voudrez préserver les jeunes gens des dangers du tabac, en leur interdisant de fumer sur la voie et dans les établissements publics.

Veuillez agréer, monsieur le Président et messieurs les Députés, l'expression de nos sentiments respectueux.

(Signatures des membres du Bureau).

L'Assemblée n'ayant pas entendu le rapport sur cette pétition, il y aura lieu de la renouveler en temps opportun.

DÉFENSE DE FUMER :

— Il est défendu de fumer dans les wagons, excepté dans des compartiments spéciaux réservés aux fumeurs. (Art. 63 de l'ordonnance du 15 novembre 1848.

— Il est défendu aux conducteurs d'omnibus de laisser fumer dans l'intérieur. (Ordonnance du 1er juillet 1855.)

— Il est défendu de fumer dans le salon d'avant des bateaux-omnibus. (Ordonnance de Police du 15 mai 1869.)

SUISSE (CANTON D'UNTERWALDEN).

Décret concernant l'usage de fumer et de priser du Tabac

Confirmatif du décret du Conseil d'Etat, en date du 12 décembre 1846.

« Nous étant aperçus de l'accroissement excessif de l'usage immodéré du Tabac, même parmi les jeunes gens;

» Considérant l'effet pernicieux qu'il produit sur la santé, et considérant surtout que le Tabac n'est qu'un article de luxe inutile ;

» Nous, bailli et conseillers provinciaux du canton d'Unterwalden, avons décrété l'ordre suivant :

» 1° Il est expressément défendu aux jeunes gens, parmi lesquels nous comprenons tous ceux qui n'ont pas atteint l'âge de dix-huit ans, de fumer, et de priser du Tabac, sous peine, pour la première contravention, d'une amende de 10 batzen., et dans le deuxième, d'une amende de 20 batzen.

» ... Dans le cas d'une troisième contravention, le conseil municipal remettra les contrevenants à la disposition du Gouvernement, lequel infligera une punition plus sévère.....

» 2° Il est généralement défendu de fumer du Tabac dans des endroits renfermant des objets inflammables;

» 3° Les conseillers municipaux, agents et employés de police sont chargés de l'exécution de cet ordre, et ces derniers sont, en outre, tenus, s'il y a lieu, d'enlever aux contrevenants la pipe ou la tabatière.

» 4° MM. les curés, instituteurs et tous ceux qui sont chargés de l'éducation et de la surveillance des enfants, sont requis d'inviter ceux-ci à l'observation de cet ordre, et de les prémunir contre l'usage pernicieux du Tabac.

» POUR COPIE CONFORME :

» Sarnen, 30 novembre 1868.

La chancellerie du canton d'Unterwalden,

Le Secrétaire,

» Signé : VASSER. »

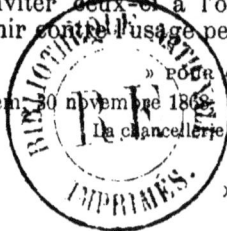

N. B. — La présente brochure achetée par douze exemplaires au moins, pour être répandue dans les écoles, se vend au prix de cinq fr. par la poste : au bureau de la Société, rue Saint-Benoît, 5, Paris.

Paris-Auteuil. — Imp. des Apprentis catholiques, 40, Rue La Fontaine. — ROUSSEL.

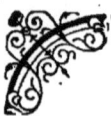

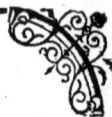

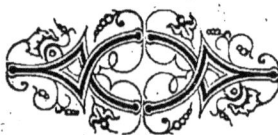

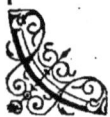

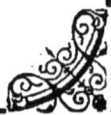

www.ingramcontent.com/pod-product-compliance
Lightning Source LLC
Chambersburg PA
CBHW070713210326
41520CB00016B/4322